W0259022

Wolfgang Pfützner · Gerd Plewig

Der Okklusivverband

Springer
Berlin
Heidelberg
New York
Barcelona
Budapest
Hongkong
London
Mailand
Paris
Santa Clara
Singapur
Tokio

Wolfgang Pfützner · Gerd Plewig

Der Okklusivverband

Mit 38 Abbildungen

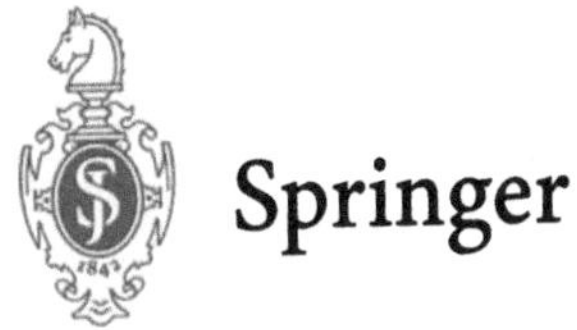

Wolfgang Pfützner
Professor Dr. med. Gerd Plewig
Dermatologische Klinik und Poliklinik
der Ludwig-Maximilians-Universität München
Frauenlobstr. 9-11

80337 München

Photographie: Ingrid Kößler, Peter Bilek

Die Deutsche Bibliothek - CIP-Einheitsaufnahme
Pfützner, Wolfgang: Der Okklusivverband / Wolfgang Pfützner ; Gerd Plewig. - Berlin ; Heidelberg ; New York ; Barcelona ; Budapest ; Hongkong ; London ; Mailand ; Paris ; Santa Clara ; Singapur ; Tokio : Springer 1996

NE: Plewig, Gerd:

Das Werk ist urheberrechtlich geschützt. Die dadurch begründeten Rechte, insbesondere die der Übersetzung, des Nachdrucks, des Vortrags, der Entnahme von Abbildungen und Tabellen, der Funksendung, der Mikroverfilmung oder der Vervielfältigung auf anderen Wegen und der Speicherung in Datenverarbeitungsanlagen, bleiben, auch bei nur auszugsweiser Verwertung, vorbehalten. Eine Vervielfältigung dieses Werkes oder von Teilen dieses Werkes ist auch im Einzelfall nur in den Grenzen der gesetzlichen Bestimmungen des Urheberrechtsgesetzes der Bundesrepublik Deutschland vom 9. September 1965 in der jeweils geltenden Fassung zulässig. Sie ist grundsätzlich vergütungspflichtig. Zuwiderhandlungen unterliegen den Strafbestimmungen des Urheberrechtsgesetzes.

© Springer-Verlag Berlin Heidelberg 1996
Die Wiedergabe von Gebrauchsnamen, Handelsnamen, Warenbezeichnungen usw. in diesem Werk berechtigt auch ohne besondere Kennzeichnung nicht zu der Annahme, daß solche Namen im Sinne der Warenzeichen- und Markenschutz-Gesetzgebung als frei zu betrachten wären und daher von jedermann benutzt werden könnten.

Produkthaftung: Für Angaben über Dosierungsanweisungen und Applikationsformen kann vom Verlag keine Gewähr übernommen werden. Derartige Angaben müssen vom jeweiligen Anwender im Einzelfall anhand anderer Literaturstellen auf ihre Richtigkeit überprüft werden.

Satz: RTS Wiesenbach
Reproduktion der Abbildungen: Schneider Repro GmbH, Heidelberg

ISBN 978-3-540-61384-8 ISBN 978-3-642-80277-5 (eBook)
DOI 10.1007/978-3-642-80277-5

Inhaltsverzeichnis

Einleitung

Verbände lassen sich auf vielfältige Weise einsetzen. So dienen sie in der Chirurgie unter anderem dem Schutz vor Wundverunreinigungen oder der Ruhigstellung im Bereich der Extremitäten, also Funktionen, die den Heilungsprozeß indirekt fördern. Mit wässrigen Lösungen durchfeuchtete Verbände stellen eine klassische Behandlungsmethode der Dermatologie dar, bei der durch Ablösung krustöser Hautveränderungen und Quellung oberer Hautschichten direkt auf pathologische Gewebsveränderungen Einfluß genommen wird. Der Okklusivverband präsentiert insofern eine besondere Behandlungsform, als er über Beeinflussung des Mikroklimas der Haut und über Penetrationssteigerung aufgebrachter Wirkstoffe sowohl direkte als auch indirekte Wirkprinzipien beinhaltet.

Die erste Okklusivbehandlung unter einer luftdichten Plastikfolie wurde von Garb 1956 bei einer 16jährigen Patientin durchgeführt (21). Er behandelte erfolgreich einen Naevus verrucosus mit 0,125-0,75% Podophyllin unter einem Verband aus Polyethylenfolie. Bereits kurz darauf folgte die erste Veröffentlichung durch Sulzberger und Witten über die Therapie verschiedener Dermatosen mit stark wirksamen Glukokortikosteroiden (Triamcinolonacetonid 0,1%) unter einem Okklusivverband (46). Gegenüber anderen vergleichend eingesetzten Externa (Hydrokortison 1,0 und 2,5%, Vaseline, Liquor carbonis detergens 10%) fanden sich hierbei die besten Therapieerfolge. Seither hat der Okklusivverband eine vielseitige Verwendung gefunden.

Die klassische Indikation für seine Anwendung ist die Psoriasis vulgaris vom chronisch-stationären Typ, allerdings kann er auch bei einer Vielzahl anderer Hauterkrankungen erfolgreich eingesetzt werden. Zwar lassen sich schon durch alleinige Okklusionstherapie, also ohne zusätzliches Aufbringen von Dermatotherapeutika, Behandlungserfolge erzielen (23, 52), zur Steigerung der Therapieeffizienz ist es jedoch sinnvoll, den Okklusivverband nach vorheriger Applikation von Externa anzulegen. Am häufigsten werden hierfür Glukokortikosteroide verwendet.

Wie bei anderen Therapieformen müssen auch vor der Anlage des Okklusivverbandes Kontraindikationen und Nebenwirkungen bedacht werden. Um einen bestmöglichen therapeutischen Erfolg erzielen zu können, sollte man zudem mit den Wirkungsprinzipien einer Okklusionsbehandlung als auch der Verbandstechnik vertraut sein. Im folgenden wird daher auf das Mikroklima der Haut, seine Beeinflussung unter Okklusionsbedingungen, den Einsatz von Medikamenten, mögliche Nebenwirkungen sowie Indikationen und Kontraindikationen des Okklusivverbandes eingegangen und an photographischen Beispielen die Anlage eines derartigen Verbandes erläutert.

Wirkungsprinzipien

Die therapeutische Wirkung des Okklusivverbandes beruht auf zwei wesentlichen Effekten. Zum einen erfolgt bereits ohne zusätzliche Wirkstoffapplikation eine direkte biophysikalische Beeinflussung des Mikroklimas der Haut. So wird durch Auflage der Okklusivfolie eine Permeabilitätsbarriere errichtet, die den Flüssigkeits- und Wärmeaustausch vermindert und Auswirkungen auf zelluläre Vorgänge und mikrobielle Besiedlung der Haut hat.

Zum anderen erhöht der Okklusivverband jedoch auch die pharmakologische Wirksamkeit aufgebrachter Dermatotherapeutika und fördert somit indirekt den Heilungsprozeß.

Einfluß auf das Mikroklima der Haut

Feuchtigkeitshaushalt

Ein wesentliches Prinzip des Okklusivverbandes liegt in der Reduktion des transepidermalen Wasserverlustes. Abhängig vom Verbandsmaterial entsteht eine Verdunstungsbarriere mit unterschiedlich hoher Kapazität zur Wasserretention (7). Die durchschnittliche Minderung des Flüssigkeitsverlustes liegt bei 70%, was zu einer vermehrten Quellung oberer Lagen der Hornschicht führt (1). Keratotische und krustöse Hautveränderungen lassen sich hierdurch leichter ablösen. Desweiteren wird einer Austrocknung der Haut entgegengewirkt, was gerade bei entzündeten und erosiven Läsionen einen schmerzlindernden Effekt erzeugen kann (10, 16).

Die Feuchtigkeitsretention kann auch Nachteile mit sich bringen, wobei diese in ihrem Ausmaß und ihrer klinischen Bedeutung meist abhängig von der Liegedauer des Verbandes sind. Eine zu starke Quellung der Hornschicht, beispielsweise durch unmittelbar vor Verbandsauflage durchgeführte heiße Bäder, kann zur Ausbildung von Miliaria rubra oder unangenehm empfundenen flächigen Erythemen führen. Desweiteren wird durch die Bildung einer feuchten Kammer unter dem Verband die Vermehrung mikrobieller Keime wie Staphylokokken, Streptokokken oder Pseudomonas begünstigt (25). Dieser Effekt hat allerdings meist keine klinische Bedeutung, es sei denn, es handelt sich bei den zu behandelnden Arealen um bereits superinfizierte Läsionen. Dennoch sollten beim Verbandswechsel stets gründliche Kontrollen zum Infektionsausschluß durchgeführt werden. In einzelnen Fällen kann der erhöhte Feuchtigkeitsgehalt zur Entwicklung einer für den Patienten unangenehmen Geruchsbildung führen (15, 23); dann ist eine kürzere Verweildauer des Verbandes zu empfehlen.

Wärmehaushalt

Die Feuchtigkeitsretention führt auch zu einem Anstieg der Hauttemperatur, da aufgrund der verminderten Flüssigkeitsabdunstung die hierbei entstehende Verdunstungskälte abnimmt. Dieses Prinzip hat man sich in der Geburtshilfe zunutze gemacht. Unmittelbar nach der Geburt wurden die Säuglinge zur Verhinderung einer Auskühlung bis an den Hals in Folienmaterial eingewickelt (9). Der Vorteil eines Wärmeanstiegs bei der Behandlung von Dermatosen könnte in einer Durchblutungsförderung mit beschleunigter Rückbildung entzündlicher Infiltrate liegen. Wahrscheinlich ist dieser Effekt erst bei Okklusionsbehandlung größerer Hautareale wirksam, da bei Folienauflagen von etwa 10 cm^2 Größe kein Temperaturanstieg in dem behandelten Bereich nachgewiesen werden konnte (1).

Allerdings kann der bei einer ausgedehnten Okklusionsbehandlung entstehende Wärmestau in einzelnen Fällen auch als unangenehm empfundenen werden und zur Ausbildung von Juckreiz führen (23). Bei hohen Umgebungstemperaturen sollte dies bedacht werden.

Zellzyklus und Zellmetabolismus

Okklusivverbände können bereits ohne zusätzliche Wirkstoffapplikation einen therapeutischen Effekt bei der Psoriasis vulgaris zeigen (15, 23, 51). Neben der Änderung physikalischer Faktoren wie Feuchtigkeitsgehalt und Wärme ist auch eine Beeinflussung biologischer Abläufe unter Okklusionsbedingungen beobachtbar. So geht eine längerdauernde Okklusion von mindestens 96 Stunden mit einer Reduzierung der Mitoserate in hyperproliferativem Gewebe einher (5, 19, 20). Desweiteren wurde auch über eine Hemmung der basalen Zellmigration (51) und verschiedener Enzyme in psoriatischen Plaques berichtet (24). In einer anderen Studie fanden sich allerdings weder bezüglich der Mitoserate basaler Keratinozyten noch verschiedener immunologischer Marker (T-Zell- und Langerhanszelltypisierung, Expression von Entzündungsmarkern wie ICAM-1 oder IL-8) signifikante Unterschiede zwischen unbehandelten und über eine Woche erfolgreich okklusiv therapierten Psoriasisplaques (23). Ob, und wenn ja in welcher Form Okklusivverbände durch direkte Auswirkungen auf Zellzyklus oder -metabolismus die Abheilung entzündlicher Hautveränderungen beeinflussen, bleibt daher zur Zeit noch Gegenstand der Forschung.

Okklusionseffekte auf topisch applizierte Wirkstoffe

Eine gesteigerte Wirkstoffabsorption und damit eine optimierte Dosierung topischer Dermatotherapeutika wird durch verschiedene Effekte der Okklusionsbehandlung erreicht.

So verhindert der Folienverband einen vorschnellen Abrieb der aufgetragenen Arzneimittel und ermöglicht damit einen längeren Verbleib und eine verlängerte Einwirkungszeit des Wirkstoffes auf der erkrankten Haut. Ebenso wird der durch das Aufsaugen in herkömmlichem Verbandsmaterial entstehende Wirkstoffverlust umgangen. Allerdings kann bei Folienverbänden ein gelegentlich nicht unerheblicher Teil des applizierten Wirkstoffes der Folienfläche anhaften und deswegen nicht absorbiert werden (48).

Entscheidend ist jedoch die vermehrte Quellung der Hornschicht unter dem Okklusivverband, welche die transkorneale Wirkstoffabsorption um ein Vielfaches steigert (35). Dies führt zu einem deutlich besseren Dosis-Nutzen-Verhältnis (5, 24), erhöht allerdings bei unsachgemäßer Anwendung auch das Risiko unerwünschter Nebenwirkungen.

Folienmaterial

An das Folienmaterial sind verschiedene Anforderungen zu stellen. Entscheidend für den Erfolg der Okklusivbehandlung ist eine weitestgehende Impermeabilität der Folie für Flüssigkeiten und gasförmige Verbindungen, so daß es in dem behandelten Areal nicht zu einem Feuchtigkeitsverlust durch Abdunstung von Wasserdampf kommen kann. Die Feuchtigkeitsretention stellt einen ganz bedeutenden Faktor im Wirkungsprinzip des Okklusivverbandes dar (43).

Dies bedeutet jedoch, daß die Folie auch eine gute Hauthaftung besitzen muß, damit es bei vermehrter Flüssigkeitsexsudation nicht zu einem Abrutschen des Verbandes kommt. Das Material sollte zudem eine hohe Reißfestigkeit und Elastizität aufweisen, um den Verband den jeweiligen anatomischen Strukturen wie beispielsweise im Bereich von Extremitätengelenken formgerecht anpassen zu können.

Die am häufigsten verwendeten Materialen, die diesen Anforderungen gerecht werden, sind Folien aus Polyethylen, Polyurethan und Polyvinylchlorid. Sie vermindern den durchschnittlichen Flüssigkeitsverlust um 70% (1) bei gleichzeitig guter Haftung und Elastizität. Allerdings gibt es Unterschiede bei den einzelnen Materialien (7). So tritt bei Polyurethan, das der Haut direkt anliegt, ein höherer Flüssigkeitsverlust auf. Zwischen einer Polyethylen- oder Polyvinylchloridfolie und der Haut kann sich dagegen eine Feuchtigkeitskammer ausbilden. So scheinen die Okklusionseigenschaften von Polyurethan geringer ausgeprägt zu sein; andererseits wird dieses Material aufgrund geringerer

Beeinflussung des Mikroklimas der Haut über einen längeren Zeitraum als Verbandsfolie toleriert. Wir verwenden im Einzelhandel erhältliche Haushalts- und Frischhaltefolien aus Polyethylen.

Medikamentöse Okklusionsbehandlung

Unter einem Okklusivverband lassen sich verschiedene topische Dermatotherapeutika einsetzen, wobei den Glukokortikosteroiden die bedeutendste Rolle zukommt.

Glukokortikosteroide

Aufgrund ihrer antiinflammatorischen und antiproliferativen (antimitotischen) Potenz finden Glukokortikosteroide bei einer Vielzahl von Dermatosen Verwendung. Die Entwicklung topischer Kortikosteroide, deren Einsatz zum ersten Mal 1952 von Sulzberger und Witten beschrieben wurde (45), ermöglicht hierbei einen im Vergleich zur oralen Medikation wesentlich nebenwirkungsärmeren Einsatz dieser Wirksubstanz.

Chemische Modifikationen des Steroidgrundgerüstes (Einfügen von Hydroxyl-, Methylgruppen oder Halogenen) bedingen eine unterschiedliche Wirkstärke, wobei sich eine Einteilung nach vier unterschiedlichen Wirkstoffklassen aufstellen läßt (Tabelle 1). Verschiedene, zumeist hyperproliferative Dermatosen (Psoriasis vom Plaquetyp, hypertrophischer Lichen ruber etc.) erweisen sich bei nicht-okklusiver Behandlung selbst auf die Anwendung von Klasse-IV-Steroiden als relativ therapieresistent. Okklusivverbände sind daher bei diesen Erkrankungen eine äußerst effektive Therapiemodifikation der äußerlichen Glukokortikosteroidbehandlung (15, 23). So ist die perkutane Absorption, welche ohne Okklusivbedingungen etwa 1% beträgt (32), unter einem Folienverband um etwa das Zehn- bis Hundertfache gesteigert (27,35,50), was die antiproliferative und antiphlogistische Potenz der Steroide erhöht und damit den Therapieerfolg begünstigt.

Desweiteren sind Steroide in der Lage, die Zahl der Mastzellen in der Dermis zu reduzieren (31). Dies könnte auch einen Wirkungsmechanismus bei der erfolgreichen Okklusionsbehandlung von Erkrankungen, bei denen Mastzellen möglicherweise eine pathophysiologische Bedeutung zukommt (Psoriasis, Kelloide, verruköse Nävi) darstellen (13, 23, 43). Ein weiteres Beispiel ist die Urticaria pigmentosa, bei der sich nach einer Behandlungsdauer von über sechs Wochen mit Betamethasondipropionat 0,05% unter Okklusionsbedingungen ein Therapieerfolg fand (4).

Die gesteigerte Steroidresorption erhöht jedoch auch die Gefahr von Nebenwirkungen. So kann es unter einer Okklusionstherapie bereits nach wenigen Wochen zu einer Atrophie von Epidermis und Dermis (33), einer erhöhten Brüchigkeit dermaler Gefäße (28) und in seltenen Fällen sogar zur Atrophie von subkutanem Fettgewebe kommen, wobei diese Veränderungen in der Regel nach Absetzen der Steroidbehandlung reversibel sind. Hautveränderungen in der Art eines Eczema craquelée können erste klinische Anzeichen einer beginnenden Steroidatrophie darstellen (29). Weitere topische Nebenwirkungen stellen Follikulitiden oder die Provokation einer Akne dar (23, 26).

Abhängig von der Potenz des Steroids, der behandelten Fläche, Therapiedauer und dem Zustand der Haut besteht auch die Gefahr systemischer Nebenwirkungen. So fand sich nach einer Ganzkörperbehandlung unter Okklusionsbedingungen bei Psoriatikern nach 15tägiger täglicher Applikation von Betamethasonvalerat 0,1%, bei Patienten mit generalisiertem atopischen Ekzem oder Kontaktdermatitis bereits nach dreitägiger Anwendung von Triamcinolonacetonid 0,5% eine Beeinträchtigung der Nebennierenleistung, erkennbar an einem signifikanten Abfall des Kortisolblutspiegels (11, 37). Behandlung von 30-60% der Hautoberfläche von Psoriasispatienten mit Fluocinolonazetonid 0,025% über 10 Tage bewirkte ebenfalls eine Nebennierenrindensuppression

(27). Auch bei der Okklusionsanwendung auf gesunder Haut führten Steroide wie Triamcinolonacetonid 0,5% oder Clobetasolpropionat 0,05% bei einer behandelten Fläche von 60% oder mehr zu einem Absinken des Kortisolspiegels im Blut, während dieser selbst nach 5tägigem Auftragen von Methylprednisolonaceponat 0,1% im Normbereich lag (11, 27).

Das Auftreten von Steroidnebenwirkungen ist allerdings auch von den Resorptionsbedingungen in dem behandelten Hautareal abhängig. So kann die kutane Steroidpenetration bei stark hyperproliferativen Dermatosen erniedrigt sein. Des weiteren variiert sie je nach Lokalisation der zu behandelnden Fläche; besonders hoch ist sie im Bereich von Gesicht, Genitale oder intertriginösen Räumen (18). Eine weitere Rolle spielt das Alter des Patienten, da Kinder und ältere Menschen mit seniler Dermatrophie und vorbestehenden Grunderkrankungen deutlich anfälliger für Steroidnebenwirkungen sind. Unter Beachtung dieser Einflußgrößen kann es erforderlich sein, eine Therapiemodifikation wie beispielsweise eine Intervallbehandlung mit Okklusivverbänden durchzuführen (40).

Steroidapplikation ohne Okklusion führte bei gesunder Haut zu keinen Auswirkungen auf den Kortisolspiegel. Interessanterweise ließen sich diese jedoch nach dreitägiger Behandlung des gesamten Körpers bei Psoriasis oder atopischem Ekzem unabhängig davon nachweisen, ob ein Okklusivverband angelegt worden war oder nicht (11). Das Risiko systemischer Effekte einer Steroidbehandlung unter Okklusionsbedingungen könnte daher dem einer intensiven verbandsfreien topischen Therapie entsprechen. Zudem konnte gezeigt werden, daß sich die erniedrigten Kortisolwerte nach Beendigung der Okklusionsbehandlung meist innerhalb von 2 bis 3 Tagen wieder normalisieren (11, 26, 27, 44). Dennoch sollte bei dieser Behandlungsform stets sorfältig auf mögliche Nebenwirkungen wie Menstruationsunregelmäßigkeiten, Steroiddiabetes, Hypertonus oder erhöhte Infektanfälligkeit geachtet werden (26, 33). Dies gilt vor allem für Ganzkörperverbände, die daher nur ausgewählten Indikationen vorbehalten sind (2).

Zur Anwendung sollten stets Glukokortikosteroide der Wirkstoffklasse III oder IV kommen (Tabelle 1). Steroide niedrigerer Potenz zeigen im Vergleich einen wesentlich geringeren therapeutischen Effekt (11) und begünstigen nur eine unnötig verzögerte Behandlung. Sie bedeuten daher keinen Vorteil gegenüber der nicht-okklusiven Anwendung stärkerer Steroide. Allenfalls für die ausgewählten Fälle einer Ganzkörperokklusionsbehandlung ist ihr Einsatz zu erwägen (2).

Weitere Wirkstoffe

Im Prinzip lassen sich die unterschiedlichsten Wirkstoffe okklusiv aufbringen, wenn aufgrund der Gewebebeschaffenheit kein ausreichender Wirkstoffspiegel im Bereich der betroffenen Haut oder ihrer Anhangsgebilde erzielt werden kann. Aus der Vielzahl möglicher Beispiele sollen hier einige exemplarisch vorgestellt werden.

Ein Beispiel ist die Okklusivbehandlung einer Onychomykose mit Keratolytika und Antimykotika (3, 39). Hierdurch kann eine Erweichung des harten Nagelmaterials erreicht und die Pilzinfektion besser behandelt werden. Salizylsäure dient als Schälmittel der Behandlung vulgärer Warzen (8). Präparate wie Guttaplast oder Cornina Hühneraugenpflaster, welches eine Plastikfolie mit Filzring enthält, basieren auf der gesteigerten Wirkung hochprozentiger Salizylsäure unter Okklusionsbedingungen und lassen sich vom Patienten bequem selbst anwenden. Hyperkeratotische psoriatische Plaques sind durch Okklusivverbände mit einer Kombination aus Keratolytika und fettenden Grundlagen (z.B. Salizylvaseline) in kurzer Zeit effektiv behandelbar. Zu beachten ist, daß Salizylsäure eine kaustische Wirkung besitzt, zudem gibt es Berichte über schwere Intoxikationen (Salizylismus) bei großflächiger und häufigerer Anwendung, wobei Kinder und ältere Menschen mit vorbestehenden Nieren- oder Leberschäden besonders gefährdet sind (12, 49, 42). In einer Studie kam 6%ige Salizylsäure bei vier Patienten mit ausgedehnter Psoriasis unter Ganzkörperokklusivverbänden über 5 Tage zur Anwendung. Hierbei ließ sich 60% des applizierten Wirkstoffes im Urin nachweisen, die Serumspiegel erreichten jedoch keine toxischen Werte (47). Dennoch ist der okklusive Einsatz dieses Wirkstoffes nur bei ausgewählten Indikationen in Konzentrationen von maximal 5 % auf kleineren Flächen zu empfehlen.

Desweiteren finden sich Beispiele einer erfolgreichen Okklusivbehandlung umschriebener therapieresistenter verruköser Hautveränderungen (Verrucae vulgares, Naevus verrucosus) oder einzelner hyperkeratotischer Psoriasisplaques mit dem Zytostatikum 5-Fluorouracil (38, 40). Im allgemeinen ist allerdings von der Anwendung von Wirkstoffen, die zu einer toxischen Hautschädigung führen können, unter Okklusivverbänden abzuraten. Hierzu gehören auch Substanzen wie Cignolin, Farbstoffe oder Podophyllin.

Vielfach erprobt ist die okklusive Applikation von Lokalanästhetika wie z.B. EMLA-Creme oder Lidocain-Gel zur Vermeidung von Wundschmerzen, beispielsweise bei der Blutentnahme, Kürettage von Mollusken oder Abtragung von Kondylomen. Wenngleich vom Hersteller hierfür nicht explizit vorgesehen, wird sie oft auch erfolgreich zur perkutanen Schmerzbehandlung erosiver bzw. ulzerativer Hautveränderungen (Capillaritis alba, Zosterläsionen) durchgeführt. Allerdings kommt es nur zu einer kurzfristigen, vorübergehenden Schmerzminderung, welche unter anderem von der Anwendungsdauer und der verwendeten Menge abhängt (14, 34). So sollte EMLA-Creme 5% auf intakter Haut mindestens 60 bis 90, auf Schleimhäuten und erkrankter Haut zwischen 5 und 30 min in einer Menge von 1-2 g/10 cm^2 unter einer Okklusivfolie aufgetragen werden; die erzielte Analgesie hält etwa 1 h an. Die maximal applizierbare Dosis beträgt bei Kindern unter einem Jahr 2, ansonsten 10 g. Es existieren auch EMLA-Okklusivpflaster mit einer Wirkstoffmenge entsprechend 2,5 g (14).

Tabelle 1: Klassifikation einiger Kortikoidexterna

Wirkstoff	Konzentration	Handelsname	Zubereitung
Klasse I			
Hydrocortison	0,333	Sanatison Mono 1/3 %	S
	0,500	Ficortril mite 0,5 %	S
		Hydrocortison Wolff 0,5 %	C
		Munitren H fettend/fettarm	S
	1,000	Ficortril Salbe 1 %	S
		Sanatison Mono 1 %	S
		Hydrocortison Wolff 1 %	C
		Cutisol	C
Hydrocortisonacetat	0,050	Velopurol	S
	0,250	Ekzesin	S
	1,000	HC Salbe Mago KG	S
		Sagittagcortin	S
		Cordes H	C, S
Prednisolon	0,250	Prednisoloncreme LAW	C
		Prednisolonsalbe LAW	S
Hydrocortison	2,500	Ficortril Salbe 2,5 %	S
Fluocortinbutylester	0,750	Vaspit	C, S, FS
Dexamethason	0,030	Anemul mono	C, S
	0,035	Tuttozem N Spezial-Ekzem-salbe	S
	0,050	Dexamethasoncreme LAW	C
		Dexamethasonsalbe LAW	S
Clocortolonpivalat plus Clocortolonhexanoat	je 0,030	Kabanimat	C, S

Tabelle 1 (Fortsetzung)

Wirkstoff	Konzen-tration	Handelsname	Zube-reitung
Klasse II			
Clobetasonbutyrat	0,050	Emovate	C, S
Hydrocortisonaceponat	0,100	Retef	C, S, FS
Dexamethason	0,080	Dexamethason Wolff	C
Dexamethason plus Dexamethasonsulfobenzoat	je 0,050	Duodexa N	S
Alclomethasondipropionat	0,050	Delonal	C, S
Flumethasonpivalat	0,020	Locacorten	C, S
		Cerson Creme 0,02	C
		Cerson Salbe 0,02	S
Triamcinolonacetonid	0,025	Extracort	C, S
		Volonimat N	C, S
Fluprednidenacetat	0,050	Decoderm	S
	0,100	Decoderm	C
		Vobaderm	C
Fluorandrenolon	0,025	Sermaka 1/2	C, S
Hydrocortisonbutyrat	0,100	Alfason	C, S, CreSa
Hydrokortisonbuteprat	0,100	Pandel	C, S
Betamethasonbenzoat	0,025	Euvaderm	C
Fluocortolon	0,200	Syracort	C, S
Clocortolonpivalat plus Clocortolonhexanoat	je 0,100	Kaban	C, S, FS
Desonid	0,050	Tridesilon	C, S
	0,100	Topifug	C
		Sterax 0,1 %	C
Fluorandrenolon	0,050	Sermaka	C, S, Folie
Betamethasonvalerat	0,050	Betnesol V mite	C, S
		Celestan V mite	C, S
Triamcinolonacetonid	0,100	Delphicort	C, S
		Kortikoid ratiopharm	C, S
		Triamcinolon Wolff	C
		Tri-Anemal	S
		Volon A	C, S
Methylprednisolon-aceponat	0,100	Advantan	C, S
Prednicarbat	0,250	Dermatop	C, S, FS
Fluocinolonacetonid	0,010	Jellin Gamma	C
Desoximethason	0,050	Topisolon mite	S
Halcinonid	0,025	Halcimat	C

Tabelle 1 (Fortsetzung)

Wirkstoff	Konzentration	Handelsname	Zubereitung
Klasse III			
Mometasonfuroat	0,100	Ecural	C, FC
Betamethasonvalerat	0,100	Cordes Beta	C, S
		Betamethason Wolff	C
		Betnesol V	C, S
		Celestan V	C, S
		Eltina	C, S
Fluticasonpropionat	0,005	Flutivate-Salbe	S
Fluticasonpropionat	0,050	Flutivate-Creme	C
Halomethason	0,050	Sicorten	C, S
Betamethasondipropionat	0,050	Diprosone	C, S
		Diprosis	S
Fluocortolon plus Fluocortolonhexanoat	je. 0,250	Ultralan	C, S, FS
Fluozinolonazetonid	0,025	Jellin	C, S
Diflorasondiacetat	0,050	Florone	C, S
Desoximethason	0,250	Topisolon	S, FS
Fluocinonid	0,050	Topsym	S, FS
Amcinonid	0,100	Amciderm	C, S, FS
Halcinonid	0,100	Halog	S, FS
Diflucortolonvalerat	0,100	Nerisona	C, S, FS
Klasse IV			
Diflucortolonvalerat	0,300	Nerisona forte	FS
		Temetex forte	FS
Clobetasolpropionat	0,050	Dermoxin	C, S

C = Creme, S = Salbe, CreSa = Creme-Salbe-Mischung, FC = Fettcreme, FS = Fettsalbe (modifizierte Version der Klassifikation externer Glukokortikosteroide, Stand 19.11.1995, freundlicherweise zur Verfügung gestellt von Prof. Dr. med. R. Niedner, Chefarzt der Klinik für Dermatologie, Klinikum Ernst von Bergman, Potsdam)

Indikationen und Kontraindikationen

Indikationen

Die Indikation für eine Glukokortikosteroidbehandlung unter Okklusionsbedingungen läßt sich für eine Reihe chronisch-entzündlicher und/oder proliferativer, mit stärkerer Verhornung einhergehender Dermatosen stellen. Sehr effektiv ist diese Therapieform bei der Behandlung einer Psoriasis vulgaris vom chronisch-stationären Typ mit ausgeprägten keratotischen Plaques. Psoriasisherde an Ellenbogen, Knien, Handrücken, Füßen oder am Rumpf sowie die Psoriasis capillitii sprechen auf eine Okklusionsbehandlung besonders gut an (15, 20, 52). Zudem ist im Vergleich zur nicht-okklusiven Behandlung möglicherweise eine länger andauernde Erscheinungsfreiheit nach Therapieende zu erzielen (23).

Weitere okklusiv behandelbare Erkrankungen sind beispielsweise hypertrophischer verruköser Lichen ruber, atopisches Ekzem (11), Formen des diskoiden und subakut-kutanen Lupus erythematodes, Ichthyosis vulgaris oder Prurigo nodularis Hyde (36).

Auch einzelne benigne Tumoren wie verruköse Nävi können gelegentlich unter einer Okklusionsbehandlung mit Steroiden, eventuell in Kombination mit keratolytischen Wirkstoffen, zur Rückbildung gebracht werden (13). Ähnliches gilt für hypertrophe Narben oder Kelloide, bei denen Therapieerfolge auch nach mehrwöchiger Anwendung von silikonhaltigen Externa oder Vaseline unter einem Okklusivverband beobachtet werden konnten (43). Ebenso ist eine Kombination der Glukokortikosteroidanwendung mit zuvor durchgeführter Planierung oder Kryotherapie möglich.

Okklusivverbände eignen sich sowohl mit als auch ohne vorherige Wirkstoffapplikation zur Behandlung von Ulzera oder Wunden (10, 16, 30). Gelegentlich kann auch der vorübergehende Einsatz von Steroiden unter Okklusionsbedingungen bei schmerzhaften und/oder hyperproliferativ wuchernden Ulzera sinnvoll sein, wenn eine infektiöse oder neoplastische Genese ausgeschlossen ist.

Kontraindikationen

Die Kontraindikationen hängen unter anderem vom Alter des Patienten und der biologischen Beschaffenheit der Haut ab. So sollte bei Säuglingen ebenso wie bei Patienten mit ausgeprägter atrophischer Altershaut aufgrund ihrer geringen Hautdicke und des erhöhten Risikos systemischer Nebenwirkungen keine Okklusivbehandlung mit Glukokortikosteroiden erfolgen. Das gleiche gilt für Schwangere, da ein systemischer Einfluß auf Embryo oder Fötus nicht ausgeschlossen werden kann. Ebenso verbietet sich eine Behandlung bei bereits steroidvorgeschädigter Haut (Kortikoderm).

Stark nässende und superinfizierte Dermatosen sind ebenso auszunehmen, da es unter den Okklusionsbedingungen bei gleichzeitiger steroidbedingter lokaler Immunsuppression zu ausgedehnten Hautinfektionen kommen kann. Ein Ausschluß vorbestehender Infektionen, eventuell durch mikrobiologische Untersuchungstechniken wie Bakterien- und Pilzkultur, kann daher vor Anlage des Okklusivverbandes ratsam sein.

Anlegen eines Okklusivverbandes

Was wird benötigt ?

Als Folie kann eine im Einzelhandel erhältliche Frischhaltefolie aus Polyethylen (Toppits 29,5 cm x 40 m) verwendet werden. Zur Verstärkung der Hauthaftung der aufgelegten Folie und zum Schutz gegen mechanische Beschädigung eignen sich elastische Fixierbinden (Raucolast, 8 cm, für Unterarme/-schenkel, 10 cm für Oberarme/-schenkel). Gelegentlich kann es sinnvoll sein, den Verband mit Klebebändern (Tesakrepp, Easifix Cohesive 6 cm x 4 cm, Fixomull stretch 20 m x 10 cm), welche eventuell der Verbandsform entsprechend zurechtgeschnitten werden müssen, zu fixieren. Als zusätzlichen Schutz sollte man Schlauchverbände unterschiedlicher Größe (Stülpa fix, Lohmann tg) überziehen (Tabelle 2).

Tabelle 2: Schlauchverbände zum Fixieren des Okklusivverbandes

Produkt	Größe	Körperregion
Stülpa fix	1	Finger
	2	Hand, Fuß, Arm
	3	Bein, Kopf (Kind)
	4	Kopf, Stamm (Kind)
	6	Gesäß, Stamm
Lohmann	tg K1	Körper (Kind)
	tg K2	Körper
	tg 5	Arm, Unterschenkel, Bein (Kind)
	tg 7	Oberschenkel (schmal), Kopf (Kind)
	tg 9	Oberschenkel (breit), Kopf

Für die Hände eignen sich Einmalplastikhandschuhe (Cleansoft puderfrei klein/mittel/groß), für einzelne Finger aus den Handschuhen herausgeschnittene Fingerlinge. Beachtet werden muß hierbei, daß Patienten mit Naturlatexallergie keine Latexhandschuhe erhalten. Als Schutzverband eignen sich Baumwollhandschuhe (Lohmann tg klein/mittel/groß).

Zur Behandlung solitärer Herde (Psoriasisplaque, Naevus verrucosus) sind auch kleine, vorgefertigte Okklusivpflaster unterschiedlicher Größe einsetzbar (Tegaderm 3M, 6 cm x 7 cm bzw. 10 cm x 12 cm). Die Sermaka Folie stellt hierbei ein Produkt mit bereits vorhandener Steroidbeschichtung dar.

Technik der Verbandsanlage

Allgemeines

Nahezu jede Körperregion kann unter Okklusivbedingungen behandelt werden. Aufgrund deutlich gesteigerter Resorptionsverhältnisse sollte jedoch die Anwendung von Steroidokklusivverbänden im Bereich von Gesicht, Genitale und intertriginösen Räumen vermieden werden.

Eine wesentliche Voraussetzung für den Behandlungserfolg ist eine optimale Folienhaftung. Hierauf ist je nach anatomischer Region, beispielsweise über Gelenken, bei der Anlage des Verbandes besonders zu achten. Zur Unterstützung einer optimalen Hauthaftung und Verhinderung eines Abrutschens des Verbandes kann es sinnvoll sein, die Haut zuvor mit Alkohol oder Wundbenzin abzureiben. Desweiteren können entsprechend zurechtgeschnittene Klebestreifen zur Fixierung genutzt werden. Allerdings sollte der Okklusivverband nicht unter starkem Zug angelegt werden. Vor allem dürfen keine Schnürfurchen an der Haut entstehen.

Vor Anlage des Verbandes kann es sinnvoll sein, ein kurzes Reinigungsbad durchzuführen (entfettend, um die Adhäsion des Verbandes zu verbessern; rückfettend, um die Hornschichterweichung und Penetration des applizierten Wirkstoffes zu fördern). Es ist darauf zu achten, daß es nicht zu einer zu starken Quellung der Hornschicht kommt, welche unter dem Folienverband die Ausbildung von Miliaria rubra fördern kann. Bei einer Behandlung mit Steroiden empfiehlt sich die Verwendung von Salben, da sie eine bessere Wirkstoffabgabe als Cremes gewährleisten (37). Sie werden dünn aufgetragen, da es sonst zu einer Beeinträchtigung der Hauthaftung des Verbandes kommen kann. Zudem wird der überwiegende Teil an der Folie adsorbiert und führt somit zu keinem gesteigerten therapeutischen Effekt (48). Tinkturen sind wegen ihres Alkoholgehaltes nicht geeignet.

Folienauflagen für umschriebene Hautveränderungen sollten etwa ein bis zwei Zentimeter über diese hinausreichen und abgerundet sein, da sie dann der Haut besser anliegen (23).

Photographische Beispiele

Danksagung: Die Autoren danken dem Krankenpfleger Herrn Konrad Scheidig für die freundliche Unterstützung bei der Anlage der Verbände, und den verständigen Patienten für die Mitarbeit bei der photographischen Dokumentation.

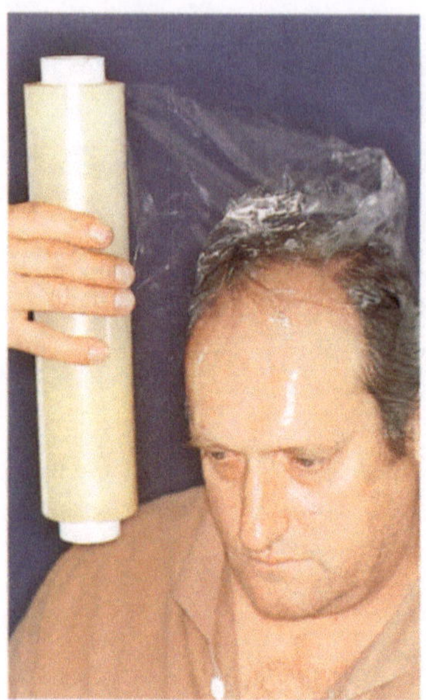

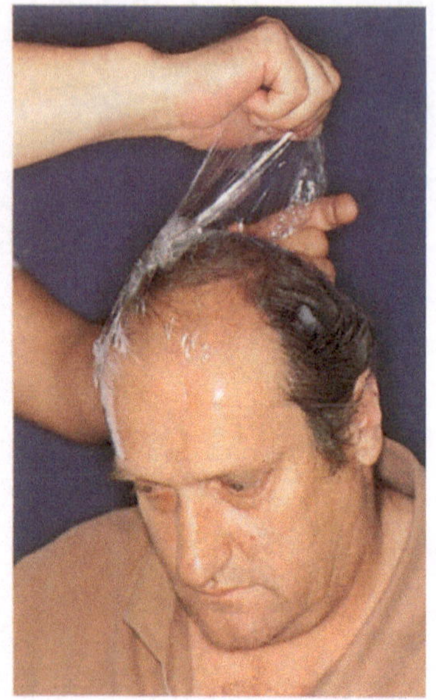

Abb. 1
Nach Applikation des Wirkstoffes wird die Folie zirkulär, jedoch nicht unter Spannung, um Stirn, Parietal- und Okziptitalregion herumgeführt, so daß sich die Enden überlappen.

Abb. 2
Anschließend werden die überstehenden Teile der Folie vorsichtig dem Capillitium angelegt. Hierbei ist darauf zu achten, daß die dem Kopf bereits anliegenden Folienabschnitte nicht verzogen werden.

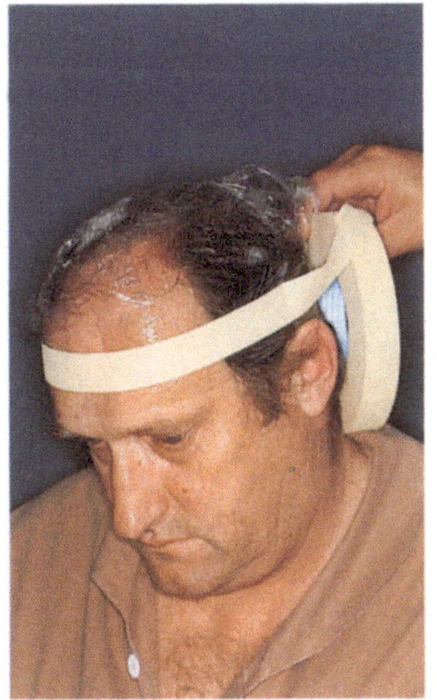

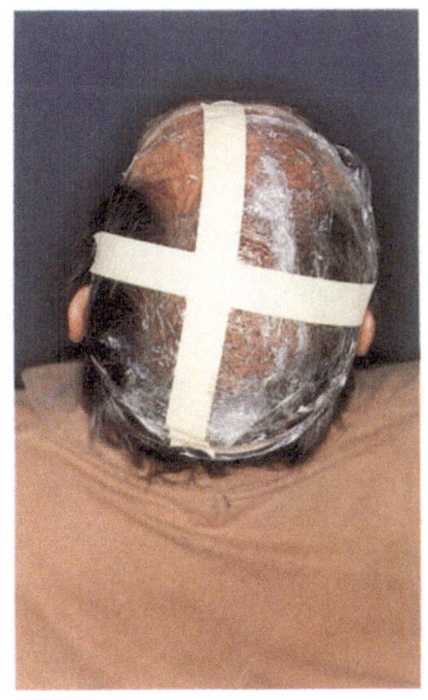

Abb. 3
Durch Klebestreifen wird die Folie in ihrer dem Kopf angepaßten Form fixiert, allerdings ohne sie dabei an der Kopfhaut anzukleben. Der erste Streifen wird auf der Folie zirkulär um den Kopf herumgeführt.

Abb. 4
Zwei weitere Klebestreifen werden in Form eines Kreuzes über das Capillitium gelegt, wobei der eine in etwa dem Verlauf der Sutura coronalis, der andere dem der Sutura sagittalis entspricht. Die Enden der Klebebänder werden auf dem zirkulär verlaufenden Streifen befestigt.

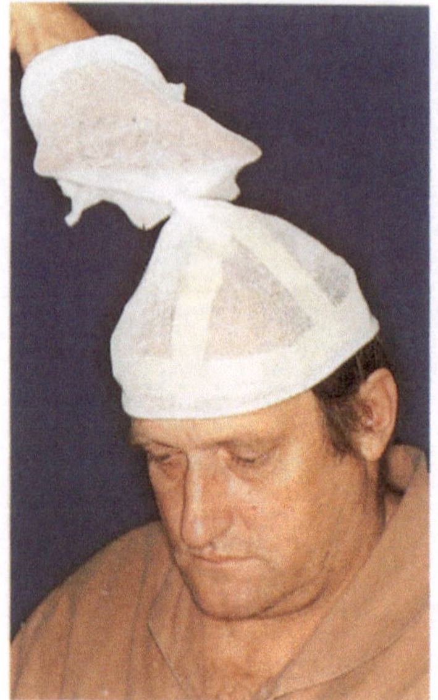

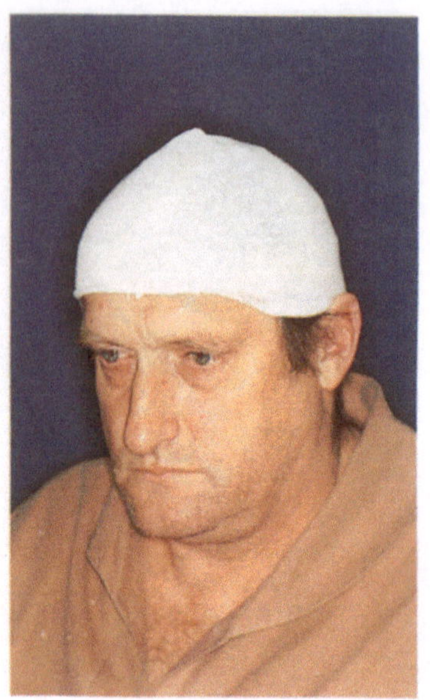

Abb. 5
Anschließend wird ein Schlauchverband zum Schutz der Folie und zu ihrer zusätzlichen Fixierung auf dem Capillitium angebracht. Hierbei sind verschiedene Verbandsformen möglich.

Abb. 6
Der Schlauchverband kann in Form einer Badekappe übergezogen werden.

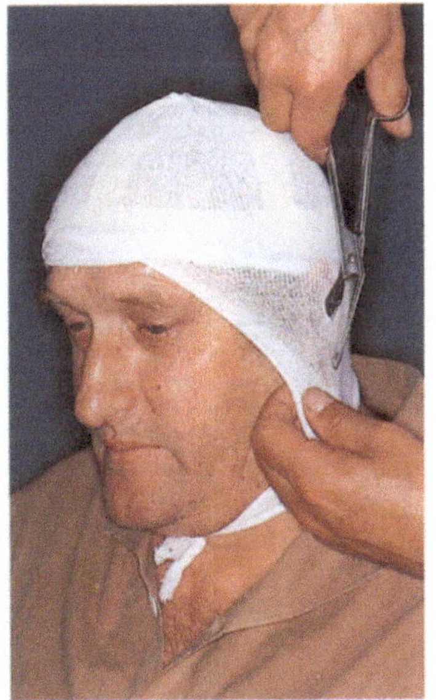

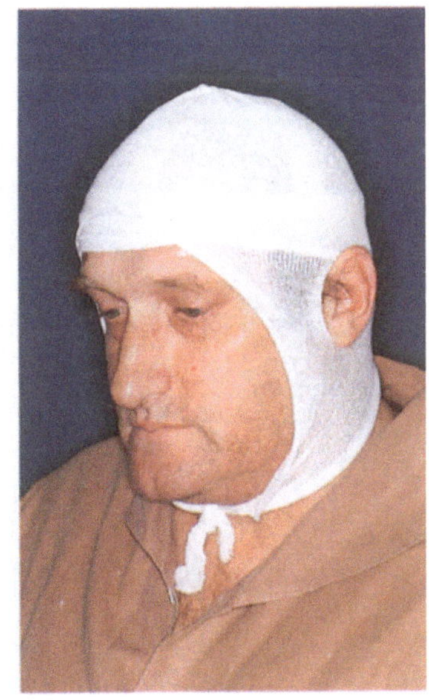

Abb. 7
Bei Wahl einer größeren Verbandslänge lassen sich die Enden unter dem Kinn verknoten und Löcher für die Ohren herausschneiden.

Abb. 8
Der so angelegte Verband verhindert das Verrutschen der Folie bei stärkerer mechanischer Belastung.

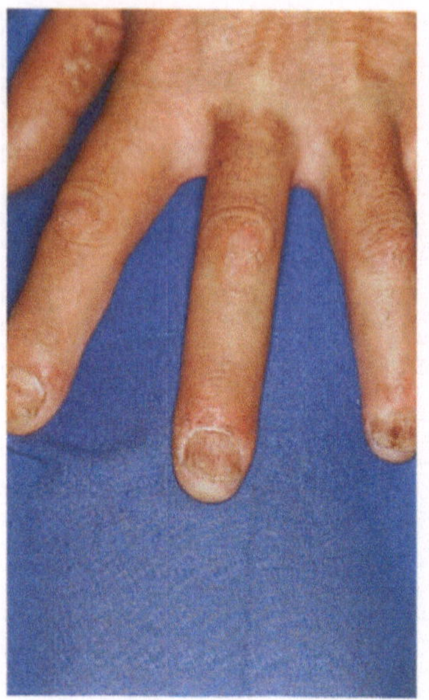

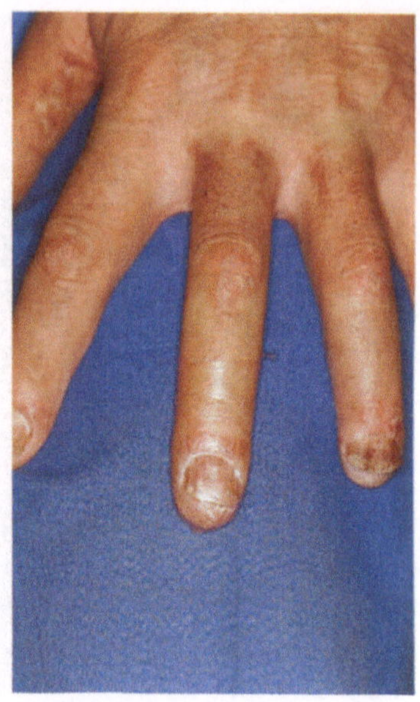

Abb. 1
Gelegentlich zeigen sich zu behandelnde Hautveränderungen nur im Bereich der Finger oder gar Fingerendglieder.

Abb. 2
Es wird dann aus einem durchsichtigen Plastikhandschuh ein Fingerling entsprechender Länge herausgeschnitten und nach Applikation des gewünschten Medikamentes übergezogen.

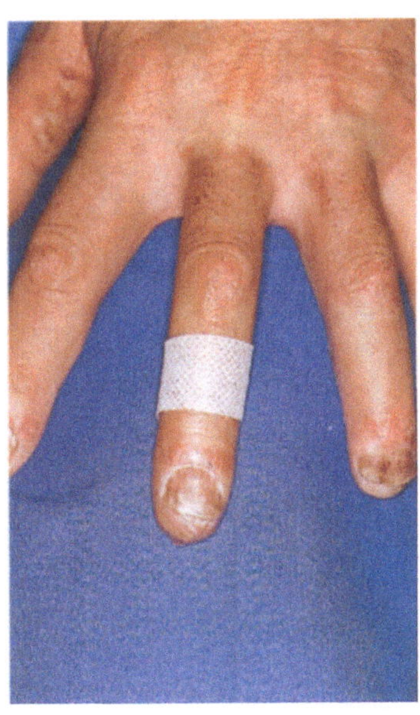

Abb. 3
Abschließend wird ein ringförmiger Klebestreifen zur proximalen Fixierung des Verbandes angelegt. Es ist darauf zu achten, daß weder der Fingerling noch der Klebestreifen zu Einschnürungen führt, die die Blutzirkulation beeinträchtigen könnte.

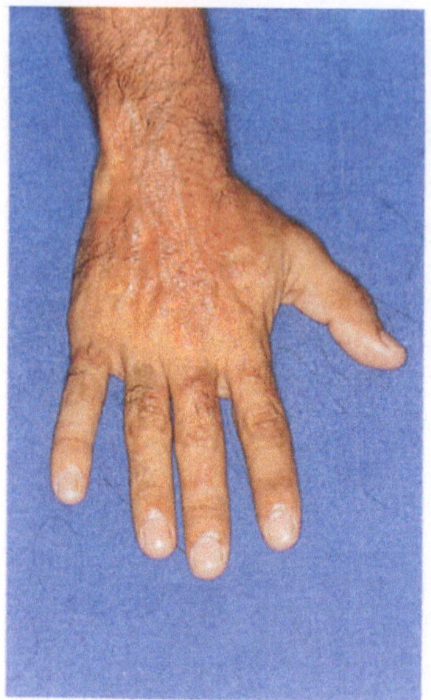

Abb. 1
Psoriatische Plaques am Handrücken.

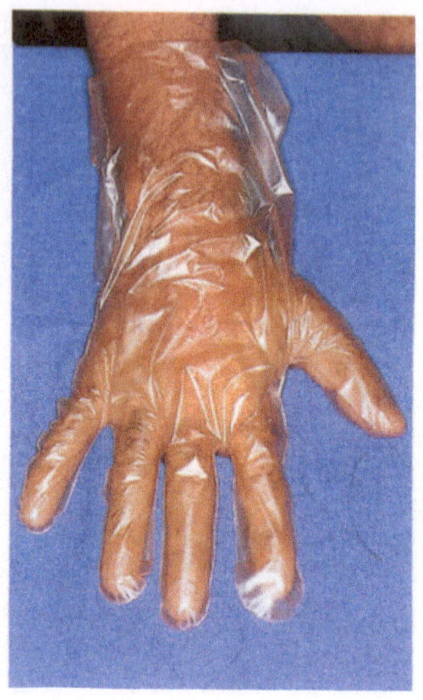

Abb. 2
Nach Auftragen des Wirkstoffes wird ein bequem sitzender Einmalplastikhandschuh übergezogen.

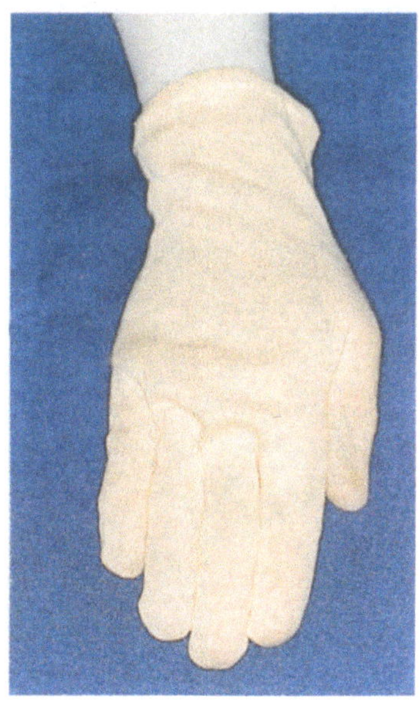

Abb. 3
Zum Schutz des Verbandes gegen Beschädigung bei mechanischer Belastung eignet sich ein Baumwollhandschuh.

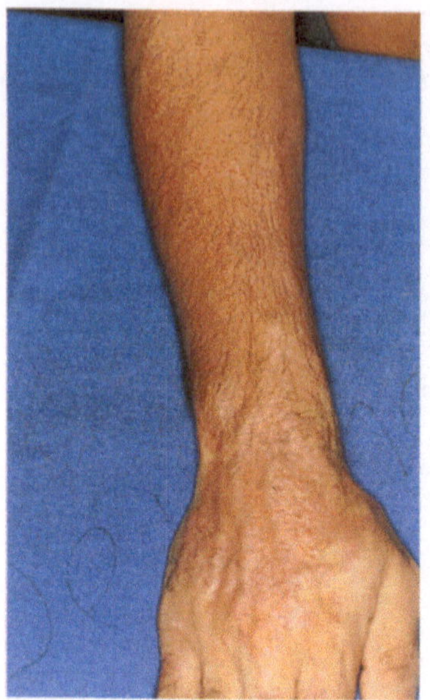

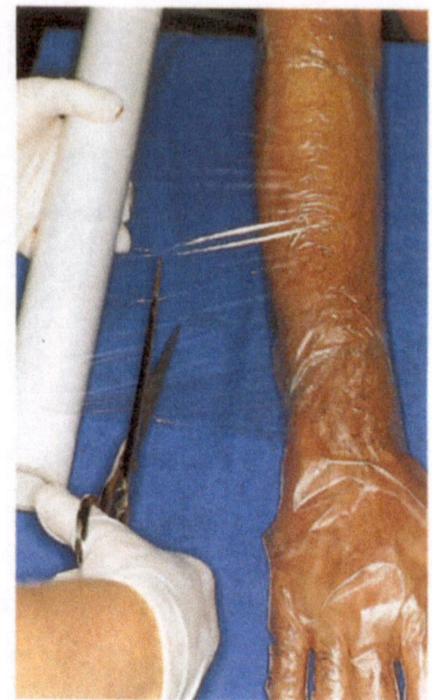

Abb. 1
Psoriatische Veränderungen an Hand und Unterarm.

Abb. 2
Zusätzlich zum Okklusivverband der Hand wird auch ein Unterarmverband angelegt. Hierzu wird die Folie einmal um den Unterarm herumgewickelt, so daß sich nach dem Abschneiden von der Folienrolle die Enden etwa um zwei Zentimeter überlappen. Es ist darauf zu achten, daß es zu keinen zirkulären Einschnürungen kommt.

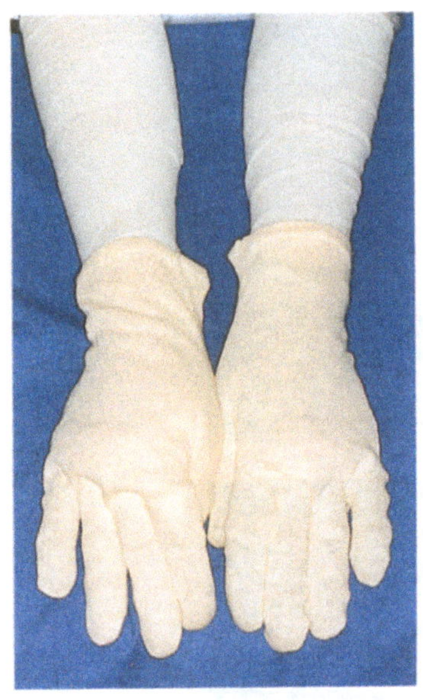

Abb. 3
Nach Anlage der Folien werden die Unterarme mit elastischen Fixierbinden umwickelt, zusätzlich kann ein Schlauchverband übergezogen werden. Bei dem hier abgebildeten Beispiel wurden dem Patienten abschließend noch Baumwollhandschuhe über die Okklusivverbände der Hände gezogen.

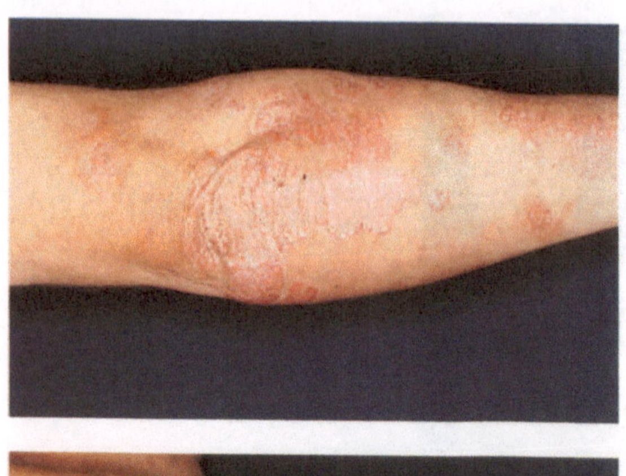

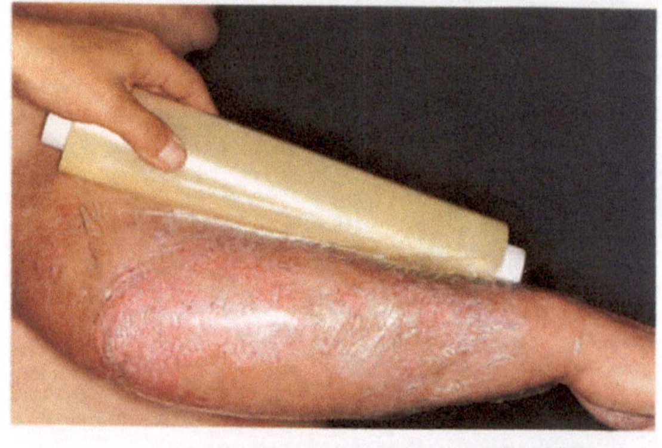

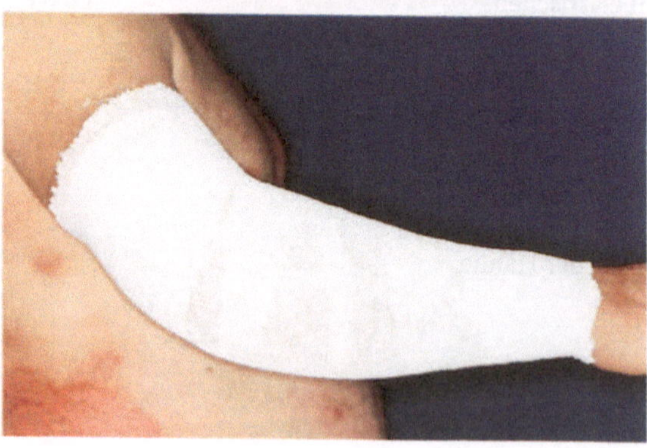

Abb. 1
Keratotische Plaques im Bereich des Ellenbogens.

Abb. 2
Der Arm wird in diskreter Beugehaltung locker mit der Folie umwickelt, damit es später auch bei Streckbewegungen nicht zum Verrutschen oder gar Einreißen der Folie kommt.

Abb. 3
Anschließend wird die Folie mit elastischen Binden fixiert und ein Schlauchverband übergezogen.

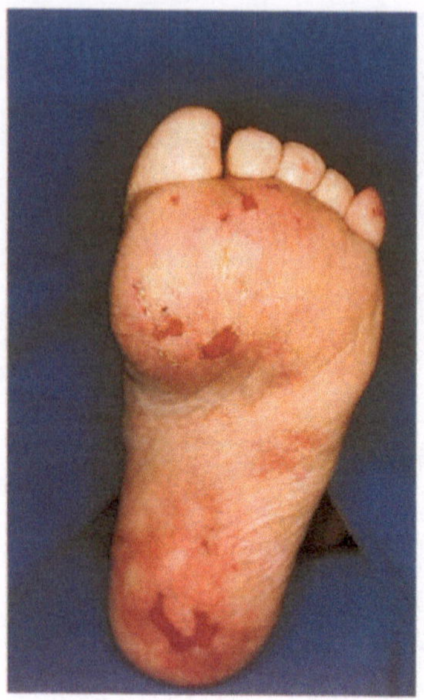

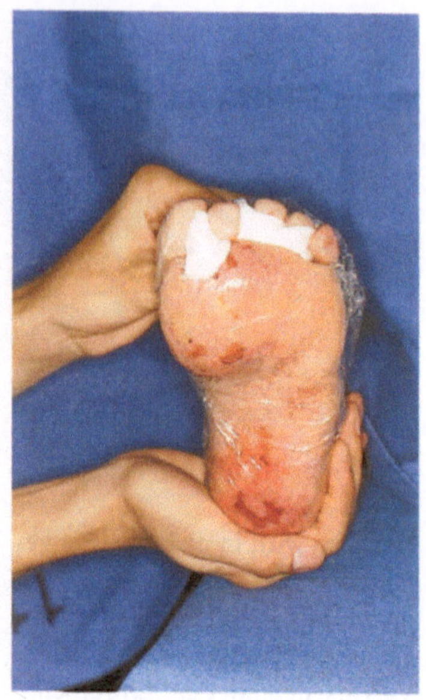

Abb. 1
Ausgeprägte erosive Hautveränderungen eines Lichen ruber der Fußsohle.

Abb. 2
Nach Auftragen des Glukokortikosteroids und Einbringen von Kompressenstreifen in die Zehenzwischenräume zur Vermeidung von Friktionsschäden wird der Fuß mit der Folie eingewickelt.

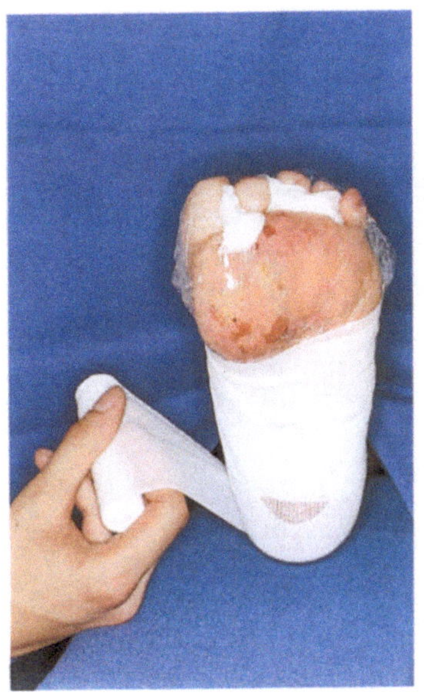

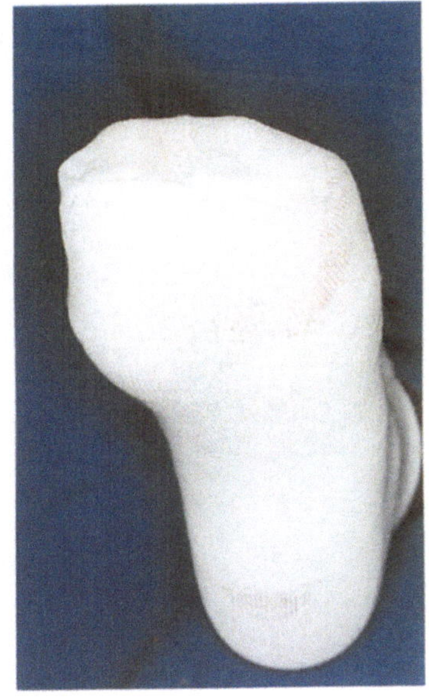

Abb. 3
Dann wird der Okklusivverband mit elastischen Fixierbinden umwickelt.

Abb. 4
Ein Schlauchverband sorgt für zusätzlichen Schutz des angelegten Verbandes.

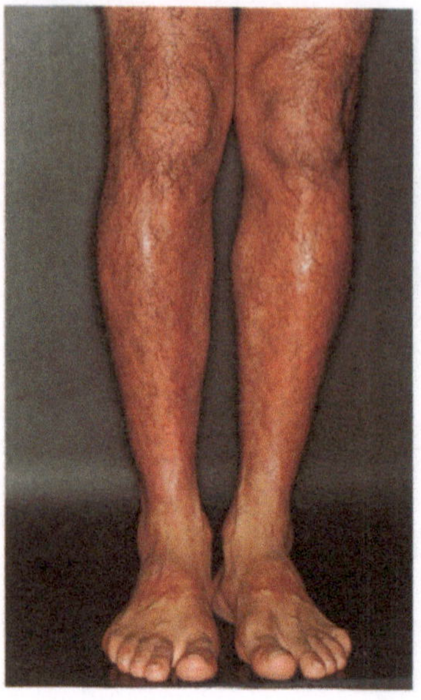

Abb. 1
An den Unterschenkeln sowie geringradig auch an den Fußrücken finden sich flächige erythematöse Veränderungen einer Psoriasis.

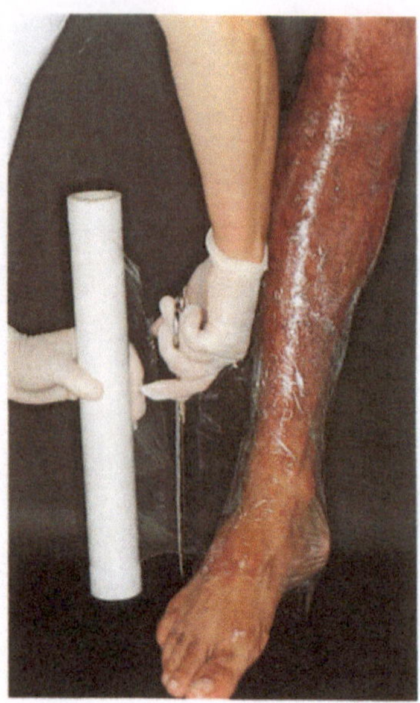

Abb. 2
Unterschenkel und proximaler Fußanteil werden nach Medikamentenapplikation mit Folie umwickelt, so daß sich die Folienenden nach dem Abschneiden etwa um zwei Zentimeter überlappen.

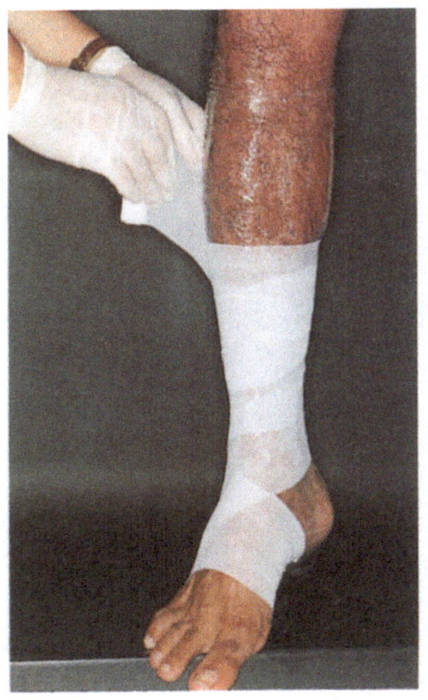

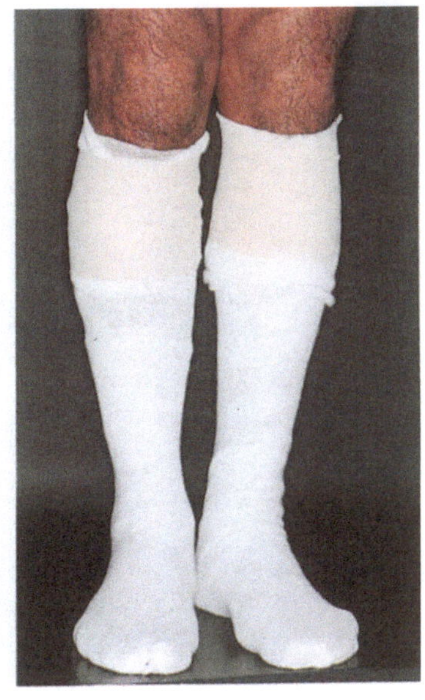

Abb. 3
Dann wird der Folienverband mit elastischen Fixierbinden eingebunden, wobei darauf zu achten ist, daß auch die mechanisch meist stärker belastete Fersenregion abschließend umwickelt wird.

Abb. 4
Bei der Anlage des Schlauchverbandes empfiehlt es sich, den gesamten Fuß mit einzubeziehen, da sich sonst das distale Verbandsende häufig beim An- und Ausziehen von Schuhwerk aufrollt. Zusätzlich kann das proximale Ende mit einer Mullbinde fixiert werden.

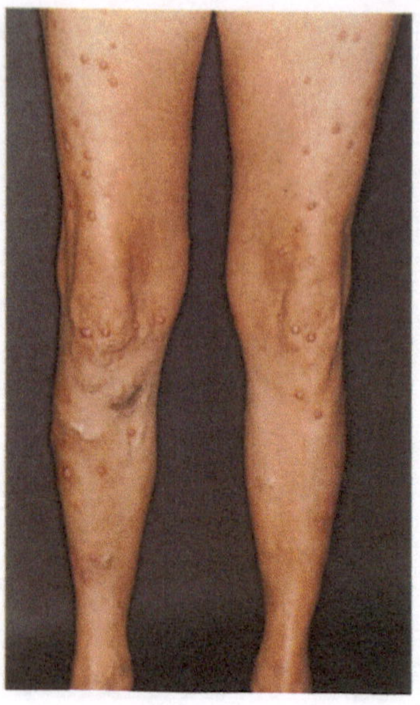

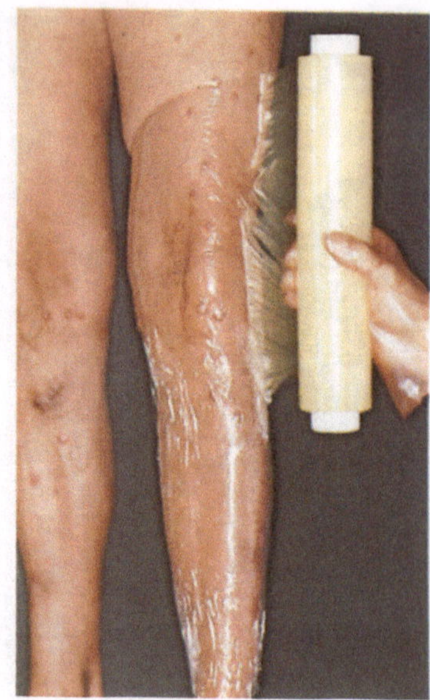

Abb. 1
Disseminiert knotige und plaqueförmige Hautveränderungen der Beine, nebenbefundlich Zeichen einer Varikosis.

Abb. 2
Das Bein wird von distlal nach proximal zirkulär mit der Folie eingewickelt. Hierbei ist darauf zu achten, daß stets nur in eine Richtung Zug ausgeübt wird (entweder nach lateral wie auf dem Bild zu sehen oder nach medial), damit keine Schnürfurchen entstehen.

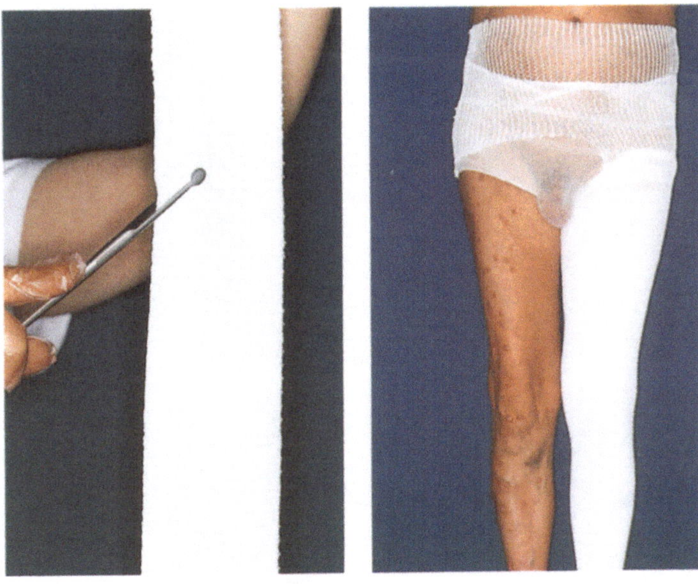

Abb. 3
Dann wird das Bein mit elastischen Fixierbinden umwickelt und ein Schlauchverband angelegt. Nach Abmessen der entsprechenden Länge wird mit einer Verbandsschere etwa zehn Zentimeter unterhalb des einen Endes ein diagonaler Einschnitt bis zur Mitte des Schlauchverbandes durchgeführt.

Abb. 4
Hierdurch ist es möglich, den kurzen, oberhalb des Einschnittes gelegenen Abschnitt über beide Beine bis auf Gürtelhöhe hochzuziehen, während der Verband unterhalb des Einschnittes nur über die eingebundene Extremität gezogen wird. Dies verhindert ein Abrutschen des Verbandes unterhalb der Leiste beim Gehen. Ebenso empfiehlt es sich, den Fuß mit einzubinden.

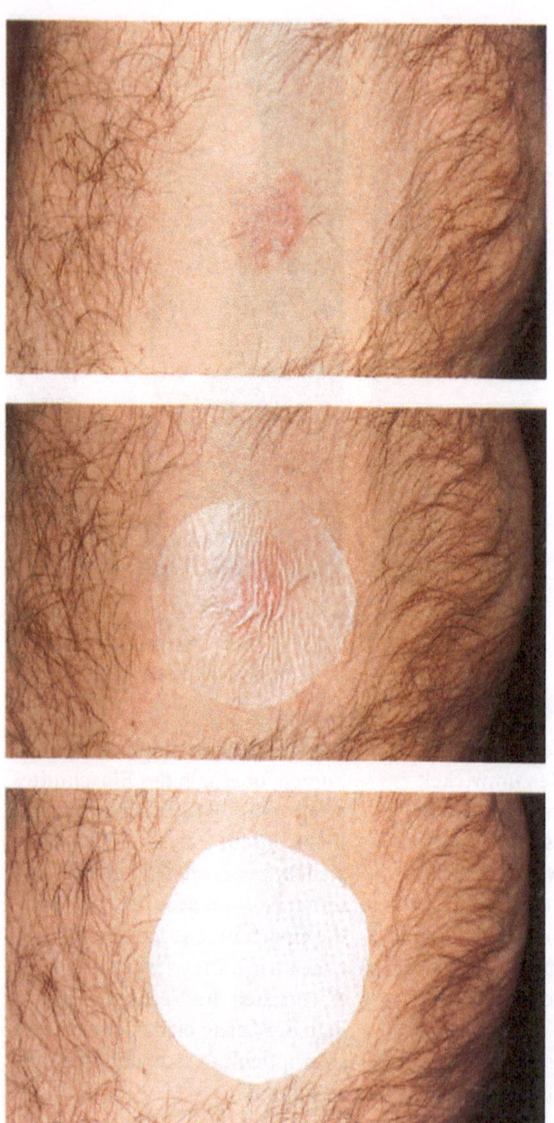

Abb. 1
Am Knie zirkumskripter solitärer Psoriasisherd.

Abb. 2
Nach Aufbringen des Medikamentes wird eine entsprechend zugeschnittene, abgerundete Folie aufgelegt. Sie sollte etwa ein bis zwei Zentimeter über die zu behandelnde Hautveränderung hinausreichen.

Abb. 3
Anschließend wird die Folie zur Fixierung und zum Schutz vor mechanischen Einrissen mit einem etwas größeren zurechtgeschnittenen Fixomull-Klebestreifen überklebt.

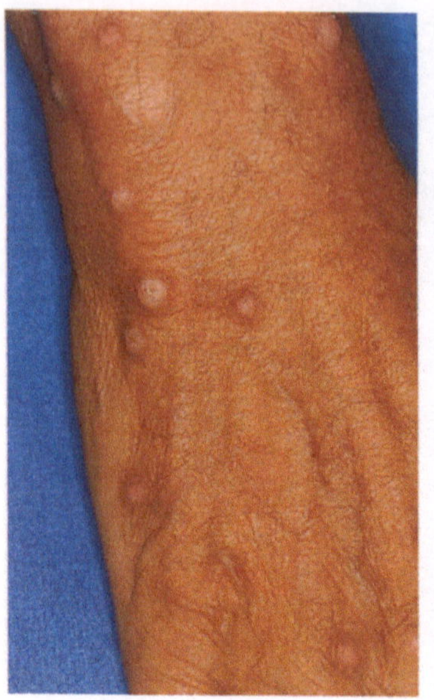

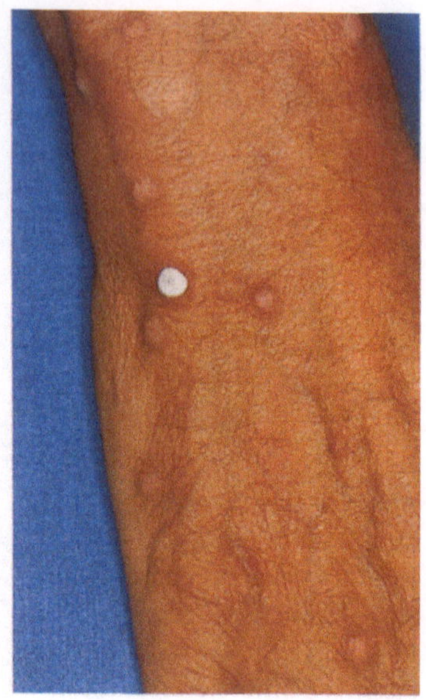

Abb. 4
An einer einzelnen Papel eines verrukösen Lichen ruber am Handgelenk wird die Anlage einer weiteren Form des Okklusivverbandes dargestellt.

Abb. 5
Ein Glukokortikosteroid ist aufgetragen worden.

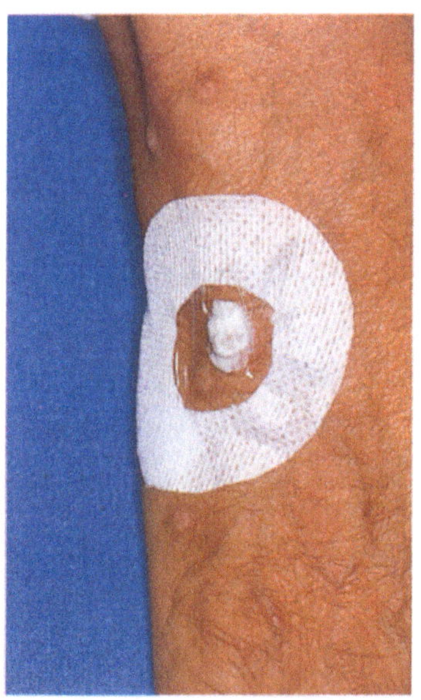

Abb. 6
Eine vorher zugeschnittene Folie wird aufgelegt und entsprechend der anatomischen Gegebenheiten im Bereich des Handgelenkes anmodelliert. Dann kann zur Fixierung ein ringförmig zugeschnittener Fixomull-Klebestreifen aufgeklebt werden, so daß der behandelte Herd sichtbar bleibt. Dies empfiehlt sich allerdings nur an Körperregionen, die keiner verstärkten Reibung (z.B. durch enganliegende Kleidung) ausgesetzt sind, da es sonst zum Einreißen der Folie kommen kann.

Dauer der Okklusionstherapie

Verbandswechsel – wie häufig und worauf ist zu achten?

Genauso wie die Anlage eines Okklusivverbandes erfordert auch die Abnahme besondere Sorgfalt. So kann es unter der Okklusion zur Mazeration der Haut gekommen sein. Unvorsichtiges, ruckartiges Entfernen des Verbandes kann dann zum Abriß oberer Hautschichten und damit zu großflächigen, schmerzhaften Erosionen führen. Allerdings hat sich gezeigt, daß dieses Risiko im Vergleich mit hydrokolloiden Wundverbänden sehr gering ist (30).

Die Dauer, die der einzelne Verband aufliegen kann, schwankt zwischen wenigen Stunden (mindestens 2-6) und einigen Tagen. Neben der individuellen, vom Patienten zu erfragenden Verträglichkeit (Entwicklung eines als unangenehm empfundenen Wärmestaus, Juckreiz) und der Haftung des Verbandes spielt bei dieser Entscheidung das aufgetragene Medikament eine wichtige Rolle. So können wirkstofffreie Okklusivverbände bei guter Verträglichkeit auch über viele Wochen belassen werden (52).

Bei der Verwendung potenter Wirkstoffe wie Glukokortikosteroide der Klasse III oder IV sollte der aufgelegte Verband möglichst nach ein bis zwei Tagen gewechselt werden. Neben der Kontrolle des Heilungsverlaufes und der Verträglichkeit in Bezug auf Steroidnebenwirkungen kann hierbei auch stets überprüft werden, ob Infektionen oder Unverträglichkeitsreaktionen entstanden sind. Wenn es auch häufig zur Geruchsentwicklung und zum vermehrten Wachstum von Bakterien unter Okklusivverbänden kommt (23, 25), so sind Hautinfektionen unter einer Okklusionstherapie allerdings von untergeordneter Bedeutung. Dennoch sollte bei der klinischen Inspektion stets das Vorliegen einer mikrobiellen Komplikation ausgeschlossen werden. So kann in seltenen Fällen auch eine Pilzbesiedelung, welche unter einer Steroidtherapie oft ein uncharakteristisches klinisches Bild zeigt (Tinea incognita), den Grund für eine Heilungsstörung darstellen (22). Gelegentlich kommt es auch zu bakteriellen oder mykotischen Follikulitiden (23).

Zuweilen klagen Patienten über Juckreiz unter dem Verband (23), und selten kommt es zu erythematösen Reaktionen oder einem Kontaktekzem (11, 23). Ursache kann sowohl die verwendete Folie (41) als auch der applizierte Wirkstoff sein, wobei Steroide hiervon nicht ausgenommen sind (17). Auf die Verwendung naturlatexhaltiger Handschuhe als Verbandsmaterial sollte wegen ihrer hohen Sensibilisierungspotenz grundsätzlich verzichtet werden.

Gesamtdauer einer Okklusionstherapie

Abhängig von der zu behandelnden Hautfläche und der Erkrankung sollte sich die Dauer einer Okklusionstherapie auf ein bis zwei Wochen beschränken. Ist es in diesem Zeitraum nicht zu einer deutlichen Besserung gekommen, muß das Wechseln auf eine andere Therapieform erwogen werden. Gelegentlich führt bei therapieresistenteren Formen erst ein zweiter Behandlungszyklus nach einem okklusionsfreien Therapieintervall von etwa zwei bis vier Wochen zu dem gewünschten Erfolg.

Die Indikation zu einem Therapieabbruch besteht bei subjektiver Unverträglichkeit, objektiven Überempfindlichkeitsreaktionen, Ausbildung von Infektionen, topischen oder systemischen Nebenwirkungen der Medikamente oder einer Verschlechterung des Hautbefundes unter der Behandlung.

Zusammenfassung

Okklusivverbände stellen eine effiziente Therapiemöglichkeit verschiedener chronisch-entzündlicher und/oder hyperproliferativer Dermatosen dar. So läßt sich durch Verwendung potenter topischer Glukokortikosteroide gegenüber nicht-okklusiver Behandlung eine schnellere Abheilung von Hautveränderungen einer chronisch-stationären Psoriasis erreichen und möglicherweise sogar eine anschließende länger andauernde Erscheinungsfreiheit erzielen (15,23). Dies bedeutet für den Patienten oft eine Verkürzung der Therapie und für den praktisch tätigen Arzt zudem eine Kostenersparnis. Unter Beachtung möglicher Nebenwirkungen und bei korrekter Verbandstechnik bietet diese Behandlungsform bei bestimmten Erkrankungen somit entscheidende Vorteile gegenüber der alleinigen Anwendung topischer Dermatotherapeutika.

Literatur

1 Agren MS, Wijesinghe C (1994) Occlusitivity and effects of two occlusive dressings on normal human skin. Acta Derm Venereol 74: 12-14

2 Arbiser JL, Grossman K, Kaye E, Arndt KA (1994) Use of short-course class I topical glucocorticoid under occlusion for the rapid control of erythrodermic psoriasis. Arch Dermatol 130: 704-706

3 Baden HP (1994) Treatment of distal onychomycosis with Avulsin and topical antifungal agents under occlusion. Arch Dermatol 130: 558-559

4 Barton J, Lavker RM, Schechter NM, Lazarus GS (1985) Treatment of urticaria pigmentosa with corticosteroids. Arch Dermatol 121: 1516-1523

5 Baxter DL, Stoughton RB (1970) Mitotic index of psoriatic lesions treated with anthralin, glucocorticosteroid and occlusion only. J Invest Dermatol 54: 410-412

6 Berardesca E, Maibach HI (1988) Skin occlusion: Treatment or drug-like device? Skin Pharmacol 1: 207-215

7 Berardesca E, Vignoli GP, Fideli D, Maibach H (1992) Effect of occlusive dressings on the stratum corneum water holding capacity. Am J Med Sci 304: 25-28

8 Bolton RA (1991) Nongenital warts: Classification and treatment options. Am Fam Prac 43: 2049-2056

9 Besch JN, Perlstein PH, Edwards NK, Keenan WJ, Sutherland JM (1971) The transparent baby bag. New Engl J Med 284: 121-124

10 Brandrup F, Menne T, Agren MS, Strömberg HE, Holst R, Frisen M (1990) A randomized trial of two occlusive dressings in the treatment of leg ulcers. Acta DermVenereol 70: 231-235

11 Broby-Johansen U, Karlsmark T, Petersen LJ, Serup J (1990) Ranking of the antipsoriatic effect of various topical corticosteroids applied under a hydrocolloid dressing - skin-thickness, blood-flow and colour measurements compared to clinical assessments. Clin Exp Dermatol 15: 343-348

11 Carr RD, Tarnowski WM (1968) Percutaneous absorption of corticosteroids. Adrenal suppression with total body inunction. Acta Derm Venereol 48: 417-428

12 Cawley EP, Peterson NT, Wheeler CE (1953) Salicylic acid poisoning in dermatological therapy. JAMA 151: 372-374

13 Cerio R, Jones EW, Eady RA (1992) ILVEN responding to occlusive potent topical steroid therapy. Clin Exp Dermatol 17: 279-281

14 Chang PC, Goresky GV, O'Connor G, Pyesmany DA, Rogers PCJ, Stewart DJ, Stewart JA (1994) A multicentre randomized study of single-unit dose package of EMLA patch vs EMLA 5% cream for venepuncture in children. Can J Anaesth 41: 59-63

15 David M, Lowe NJ (1989) Psoriasis therapy: Comparative studies with a hydrocolloid dressing, plastic film occlusion, and triamcinolone acetonide cream. J Am Acad Dermatol 21: 511-514

16 Falanga V (1988) Occlusive wound dressings. Why, when, which ? Arch Dermatol 124: 872-877

17 Fedler R, Pilz B, Frosch PJ (1993) Kontaktallergie auf topische Glukokortikoide. Hautarzt 44: 91-95

18 Feldmann RJ, Maibach HI (1967) Regional variation in percutaneous penetration of 14C cortisol in man. J Invest Dermatol 48: 181-183

19 Fisher LB, Maibach HI (1972) Physical occlusion controlling epidermal mitosis. J Invest Dermatol 59: 106-108

20 Fry L, Almeyda J, McMinn RMH (1970) Effect of plastic occlusive dressings on psoriatic epidermis. Br J Dermatol 82: 458-462

21 Garb J (1960) Nevus verrucosus unilateralis cured with podophyllin ointment. Arch Dermatol 81: 606-609

22 Giandoni MB, Grabski WJ (1994) Cutaneous candidiasis as a cause of delayed surgical wound healing. J Am Acad Dermatol 30: 981-984

23 Griffith CEM, Tranfaglia MG, Kang S (1995) Prolonged occlusion in the treatment of psoriasis: A clinical and immunhistologic study. J Am Acad Dermatol 32: 618-622

24 Halprin KM, Fukui K, Ohkawara A (1969) Flurandrenolone (Cordran) tape and carbohydrate metabolizing enzymes. Arch Dermatol 100: 336-341

25 Katz S, McGinley K, Leyden JJ (1986) Semipermeable occlusive dressings. Effects on growth of pathogenic bacteria and reepithelialization of superficial wounds. Arch Dermatol 122: 58-62

26 Kecske´s A, Jahn P, Matthes H, Kleine Kuhlmann R, Lange L (1993) Systemic effects of topically applied methylprednisolone aceponate in healthy volunteers. J Am Acad Dermatol 28: 789-792
27 Kirketerp M (1964) Systemic effects of local treatment with fluocinolone acetonide applied under plastic film. Acta Derm Venereol 44: 54-62
28 Kligman AM, Frosch PJ (1980) Steroid addiction. Int J Dermatol 18: 23-31
29 Korting HC (1993) Influence of glucocorticoid substances and the vehicle on skin irritancy: Determination by profilometry. In: Korting HC, Maibach HI (eds): Topical glucocorticoids with increased benefit/risk ratio. Curr Probl Dermatol. Basel, Karger, 1993, 21: 140-146
30 Lees V, Ilyas S, Reid CD (1991) A comparison of the use of polythene sheet and Jelonet as temporary dressings for excised wounds. Br J Plast Surg 44: 612-614
31 Lehmann P, Zheng P, Lavker RM, Kligman AM (1983) Corticosteroid atrophy in human skin: A study by light scanning and transmission electron microscopy. J Invest Dermatol 81: 169-173
32 Maibach HI (1976) In vivo percutaneous penetration of corticosteroids in man and unresolved problems in their efficacy. Dermatologica 152 (Suppl 1): 11-25
33 Marks R (1976) Methods for the assessment of skin atrophogenicity of topical corticosteroids. Dermatologica 152 (Suppl 1): 117-126
34 McCafferty DF, Woolfson AD, Boston V (1989) In vivo assessment of percutaneous local anaesthetic preparations. Br J Anaesth 62: 17-21
35 McKenzie AW (1962) Percutaneous absorption of steroids. Arch Dermatol 86: 611-614
36 Meyers LN (1989) Use of occlusive membrane in the treatment of prurigo nodularis. Int J Dermatol 28: 275-276
37 Munro DD (1976) Topical corticosteroid therapy and its effect on the hypothalamic-pituitary-adrenal axis. Dermatologica 152 (Suppl 1): 173-180
38 Nelson BR, Kolansky G, Gillard M, Ratner D, Johnson TM (1994) Management of linear verrucous epidermal nevus with topical 5-fluorouracil and tretinoin. J Am Acad Dermatol 30: 287-288
39 Nolting S, Korting HC (eds): Onychomykosen. Topische Antimykotika-Therapie. Springer-Verlag Berlin, Heidelberg, New York, 1989

40 Pearlman DL, Youngberg B, Engelhard C (1986) Weekly pulse dosing schedule of fluorouracil: A new topical therapy for psoriasis. J Am Acad Dermatol 15: 1247-1252
41 Rademaker M, Kirby JD (1987) Contact dermatitis to a skin adhesive. Contact Dermatitis 16: 297-298
42 Raschke R, Arnold-Capell PA, Richeson R, Curry SC (1991) Refractory hypoglycemia secondary to topical salicylate intoxication. Arch Intern Med 151: 591-593
43 Sawada Y, Sone K (1992) Hydration and occlusion treatment for hypertrophic scars and keloids. Br J Plast Surg 45: 599-603
44 Scoggins RB (1962) Decrease of urinary corticosteroids following application of fluocinolone acetonide under an occlusive dressing. J Invest Dermatol 39: 473-474
45 Sulzberger MB, Witten VH (1952) The effect of topically applied compound F in selected dermatoses. J Invest Dermatol 19: 101-102
46 Sulzberger MB, Witten VH (1961) Thin pliable plastic films in topical dermatologic therapy. Arch Dermatol 84: 1027-1028
47 Taylor RJ, Halprin KM (1975) Percutaneous absorption of salicylic acid. Arch Dermatol 111: 740-743
48 Watson WS, Finlay AY (1988) The effect of the vehicle formulation on the stratum corneum penetration characteristics of clobetasol 17-propionate in vivo. Br J Dermatol 118: 523-530
49 Weiss JFv, Lever WF (1964) Percutaneous salicylic acid intoxication in psoriasis. Arch Dermatol 90: 614-619
50 Wester RC, Maibach HI (1983) Cutaneous pharmacokinetics: 10 steps to percutaneous absorption. Drug Metabolism Reviews 14: 169-205; nach: Goa KL (1988) Clinical pharmacology and pharmacokinetic properties of topically applied corticosteroids. A review. Drugs 36 (Suppl 5): 51-61
51 Wollina U (1988) Antipsoriatische Wirkung einer (Pflaster-) Okklusion. Z Hautkr 63: 935-939
52 Wollina U, Knopf B, Fünfstück V, Geyer A, Hempel E, Simon D (1989) Okklusivtherapie der Psoriasis - Vergleich der klinischen Wirksamkeit von kurzzeitiger und prolongierter Anwendung. Z Hautkr 65: 737-739

Springer-Verlag und Umwelt

Als internationaler wissenschaftlicher Verlag sind wir uns unserer besonderen Verpflichtung der Umwelt gegenüber bewußt und beziehen umweltorientierte Grundsätze in Unternehmensentscheidungen mit ein.

Von unseren Geschäftspartnern (Druckereien, Papierfabriken, Verpackungsherstellern usw.) verlangen wir, daß sie sowohl beim Herstellungsprozeß selbst als auch beim Einsatz der zur Verwendung kommenden Materialien ökologische Gesichtspunkte berücksichtigen.

Das für dieses Buch verwendete Papier ist aus chlorfrei bzw. chlorarm hergestelltem Zellstoff gefertigt und im pH-Wert neutral.